AF590239

DU REFUX PERMANENT
DE LA
BILE DANS L'ESTOMAC

PAR

LE Dr EDMOND WEILL
Médecin des Hôpitaux.
Professeur agrégé à la Faculté de médecine de Lyon.

Note présentée à la Société des Sciences médicales.

LYON
ASSOCIATION TYPOGRAPHIQUE
F. PLAN, RUE DE LA BARRE, 12.

1890

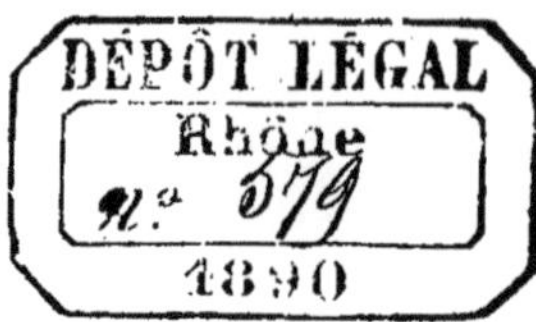

DU REFLUX PERMANENT

DE LA

BILE DANS L'ESTOMAC

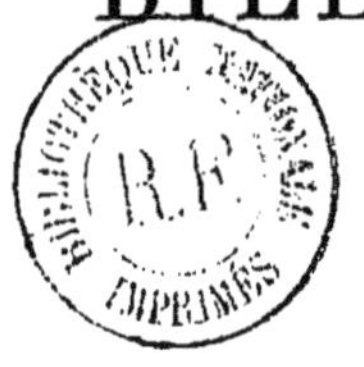

Par le Dr Edmond WEILL

Agrégé, Médecin des Hôpitaux de Lyon.

I

La dyspepsie est considérée, à juste titre, comme un groupe morbide provisoire dans lequel on a entassé pêle-mêle toute une série de symptômes, le plus souvent subjectifs, qui se retrouvent d'une façon monotone dans les récits de beaucoup de malades, qui paraissent indépendants d'une lésion connue ou appréciable à nos moyens d'investigation, qui sont compatibles avec une intégrité relative de la santé et une survie indéterminée.

Les seuls caractères objectifs qui aient été vus avant ces dernières années se sont en quelque sorte imposés : on les tirait de l'examen des selles et des vomissements. Encore ceux-ci, en l'absence d'une méthode pratique d'analyse, ne donnaient-ils que des notions superficielles et incomplètes.

Aussi longtemps que l'observation s'est confinée dans l'étude exclusive des souffrances ressenties par les patients, la confusion est restée entière. Le travail de dissociation et d'analyse nosographiques n'a commencé qu'avec l'inauguration de méthodes nouvelles, s'appliquant à rechercher les signes objectifs, aussi bien physiques que chimiques.

Ce n'est pas ici le lieu de décrire ces procédés d'investigation ni les différents types morbides dégagés du chaos de la dyspepsie. Rappelons cependant que la palpation, la percussion et la succussion méthodiques de l'abdomen ont créé deux espèces : l'entéroptose de F. Glénard, la dilatation de l'estomac, maladie ancienne si on a en vue celle qui est associée aux sténoses organiques du pylore, maladie nouvelle si on considère celle de M. Bouchard.

L'exploration méthodique du contenu de l'estomac par la sonde a jeté la lumière sur les irrégularités du chymisme de l'estomac. Sans parler des notions conquises dans les maladies déjà connues, comme le cancer, l'ulcère, la gastrite alcoolique, l'étude du contenu de l'estomac a permis de décrire une hypersécrétion chronique du suc gastrique, maladie de Riegel, une hypersécrétion aiguë paroxystique (Rossbach, Lépine).

Leube a décrit une forme nerveuse de la dyspepsie sans troubles chimiques ni moteurs; mais il semble que des recherches récentes et multiples aient remis en question le syndrome de Leube.

J'ai observé une forme très singulière de dyspepsie grave, digne d'être rapportée, à cause des caractères nets, tranchés qu'elle revêtait et qui permettent d'en faire un véritable type nosographique.

Observation I. — X.... âgée de 43 ans, a toujours joui jusqu'à ces dernières années d'une bonne santé. Elle est migraineuse depuis sa jeunesse. Une sœur est atteinte de névropathie avec agoraphobie. La malade a un système nerveux parfaitement équilibré.

Le début de son affection remonte à cinq ans, en 1885. A cette époque elle ressentit des maux de tête qui alternaient avec des vomissements. Ceux-ci se montraient quinze jours par mois, soit tous les jours, soit tous les deux ou trois jours. Le plus souvent ils étaient alimentaires et succédaient alors immédiatement aux repas. Parfois aussi, dans l'intervalle des repas, la malade rejetait un peu d'écume blanchâtre au milieu de nausées intenses.

Dans la seconde quinzaine du mois, les vomissements s'arrêtaient, remplacés par des maux de tête continus, durant nuit et jour et empêchant le sommeil. Ces maux de tête étaient diffus, sans paroxysme, rappelant l'effet d'une constriction énergique. Cette phase de vomissements et de céphalalgies alternants persista sans changement pendant un an. L'appétit se maintenait. La digestion se faisait bien en dehors du vomissement. Il n'y avait ni pesanteur d'estomac, ni ballonnement épigastrique, ni renvois, ni symptômes réactionnels à distance. La patiente engraissait; elle ne se plaignait que d'être moins active qu'autrefois.

Au mois d'avril 1887 se place un épisode qui paraît avoir eu une influence peu marquée sur la marche de son affection. Elle eut, en sortant d'un bain, une perte de connaissance qui dura cinq quarts d'heure et que son médecin mit sur le compte d'une intoxication oxycarbonique. Le bain était chauffé par du bois brûlant dans un espace clos annexé à la baignoire. Elle se remit rapidement de cet accident. Toutefois, à partir de ce moment les maux de tête, de diffus qu'ils étaient, se localisent à la tempe droite et deviennent très violents. Les vomissements persistent, mais un peu plus fréquents, et toujours en séries ; l'embonpoint augmente encore.

Cette situation se maintient, pendant deux ans, jusqu'au mois de mars 1889. Dans les derniers temps, la malade rejetait par moments, sans nausées, quelques gorgées de bile.

Les vomissements bilieux, à partir de mars 1889, prennent le pas sur les autres symptômes. La malade se met à vomir plusieurs fois par jour, *sans nausées, sans effort*, par un simple phénomène de *régurgitation*, des *quantités considérables de bile*. Il lui arrive, étant en promenade, de s'arrêter pour rejeter en une fois une quantité de bile qu'elle évalue à deux ou trois verres. Et cela se répète trois, quatre fois en vingt-quatre heures. Le vomissement bilieux est indépendant du repas ; il a lieu à jeun, une heure après le repas, plusieurs heures après le repas, sans aucune régularité.

Pendant quinze jours, il n'y a pas d'autre phénomène nouveau. Au mois d'avril, il s'y ajoute des vomissements alimentaires. Mme X... rejette tout ce qu'elle mange et cela avec des nausées atroces. Les maux de tête deviennent permanents, l'insomnie absolue, la malade se cachectise rapidement et perd en cinq semaines 25 kilogrammes.

Au mois de juin, amélioration de quinze jours consécutive à l'application de la diète sèche, puis retour de tous les phénomènes.

C'est à ce moment que je vis Mme X... Elle était dans un état de cachexie avancée, confinée au lit, vomissant tout ce qu'elle ingérait, souffrant de la tête, ne dormant pas.

L'abdomen est amaigri, aplati sans excavation proprement dite. L'exploration n'y révèle ni empâtement, ni tumeur, ni douleur à la pression en aucun point. La percussion dénote une sonorité moyenne uniforme. Pas de signes subjectifs ni objectifs de l'entéroptose de M. Glénard, ni ballonnement épigastrique, ni corde cœcale, ni néphroptose, etc. On constate à jeun du clapotage très bas, au-dessous de l'ombilic, après l'ingestion d'un verre d'eau. Ce signe a été retrouvé plusieurs fois. Pas d'obstruction intestinale ; légère constipation surmontée facilement à l'aide d'un lavement d'eau fraîche.

Pas d'ovarie, pas d'anesthésie cutanée, ni pharyngée. Aucun stigmate d'hystérie.

Le tube de Faucher introduit dans l'estomac permet d'évacuer une grande quantité de bile (200 à 500 c. c. environ) d'apparence pure.

Cette exploration faite à différentes reprises, à diverses heures de la journée, à jeun, entre les repas, révèle toujours la présence de la bile, et cela sans que la malade eût manifesté la moindre nausée, sans colique, sans aucun phénomène indiquant une obstruction de l'intestin. Avec une légère pression de l'épigastre, on déterminait l'écoulement biliaire sans même amorcer le siphon.

Nous n'avons jamais eu besoin de recourir à l'aspiration par la pompe.

Tels sont les faits qui ressortent de cette histoire, laquelle peut se résumer ainsi : Durant quatre ans, la malade est sujette à deux ordres de symptômes : quinze jours par mois elle a des maux de tête continus ; les quinze jours suivants, elle a quatre ou cinq fois par semaine un vomissement alimentaire succédant immédiatement au repas, et de temps à autre, loin des repas, un vomissement nauséeux d'une mousse blanchâtre, puis la série recommence. Les deux dernières années il y a eu une aggravation lente de ces phénomènes, le mal de tête est plus violent et se localise à la tempe droite.

Pendant ces quatre ans la digestion reste bonne et la malade engraisse malgré les souffrances et l'insomnie.

Puis surviennent d'abondantes régurgitations bilieuses suivies à bref délai d'une intolérance absolue de l'estomac, de céphalalgie et d'insomnie en permanence et d'une fonte rapide du tissu adipeux (perte de poids de 25 kil. en cinq semaines). L'exploration de l'estomac y révèle la présence constante d'une grande quantité de bile.

Ainsi la maladie, au point de vue des symptômes digestifs, a présenté deux périodes : l'une très longue, de quatre ans, sans vomissements bilieux, coïncidant avec une santé et un embonpoint satisfaisants, l'autre, très courte, de quelques semaines, avec apparition de la bile dans l'estomac, intolérance absolue du ventricule et cachexie rapide.

Avant de poser définitivement un diagnostic, j'ai cherché à étudier de plus près le contenu gastrique. Au début, l'exploration par le tube de Faucher révélait la présence d'une quantité de bile variant entre 300 et 500 c. c., d'une teinte jaune, mélangée de mucus. Jamais d'aliments à cause de l'intolérance de l'estomac. La bile se montrait dans l'estomac à jeun ou dans le courant de la journée. Les premiers temps nous retirions toujours un liquide qui paraissait uniquement constitué par de la bile. La quantité qui s'écoulait dans l'estomac dans les 24 heures pouvait être évaluée à 2 ou 3 litres. Lorsque avec la sonde on débarrassait l'estomac de sa provision, il s'en reformait rapidement : une heure après on en retrouvait une quantité à peu près égale.

Je ne puis dire si la bile était diluée, dans quelle proportion. Je cherchais cependant à savoir si dans le liquide retiré par la sonde on pouvait reconnaître la présence du suc gastrique et du suc pancréatique.

Le premier critérium, l'état des aliments ingérés, nous manquait, la malade rejetant tout ce qu'elle prenait. Le seul excitant de la sécrétion gastrique était donc le liquide venu du duodénum. Ce liquide était-il capable d'exciter la fonction secrétoire de l'estomac, et en ce cas pouvait-il déterminer une sécrétion chlorhydro-pepsique suffisante pour ne pas être masquée fonctionnellement par la proportion énorme de bile présente. Les digestions artificielles tentées avec un petit cube de blanc d'œuf cuit, dans le liquide retiré de l'estomac, à la température de 38° à 40°, ont toujours donné un résultat négatif, soit qu'on se servît de ce liquide à l'état naturel, soit qu'on y ajoutât de l'acide chlorhydrique de façon à avoir une proportion de 2 pour 1000 dans le mélange, soit qu'on y versât une solution alcaline. Ce résultat a été obtenu dans deux recherches. On ne pouvait d'ailleurs en tirer grande conclusion au point de vue de l'influence présumée de la bile sur la sécrétion pepsique, puisque l'excitant normal de l'estomac, l'aliment, faisait défaut, et que, d'autre part, la quantité de bile présente était considérable. Il est reconnu, comme l'indiqueront des observations et des expériences citées plus loin, qu'au moins lorsqu'il s'agit de digestions artificielles, le contact d'une petite quantité de bile annihile l'action des ferments digestifs des albumines, et qu'on fait, pendant un certain temps, reparaître cette action en rendant à chaque ferment le milieu acide ou alcalin qui lui convient. Le contenu stomacal de notre patiente ne renfermait, d'après cela, ni pepsine ni trypsine, et cependant la suite de l'observation a prouvé que ni l'estomac ni le pancréas n'étaient lésés, et que tout le désordre local se réduisait à la présence de la bile dans l'estomac.

C'est contre cette dernière complication qu'il fallait lutter d'abord. Ne pouvant connaître d'une façon exacte la raison du reflux biliaire, je me contentai pendant un temps de faire un traitement purement symptomatique qui consista à laver l'estomac avant chaque repas. La malade, d'ailleurs, arriva très rapidement à pratiquer toute seule cette petite opération. Après le lavage, l'estomac débarrassé de sa charge biliaire était dans les meilleures conditions possibles pour recevoir les aliments, et la patiente ingérait une certaine quantité de peptones liquides, du lait, des œufs. Il est à remarquer que les peptones seules étaient tolérées, probablement parce qu'elles passaient rapidement dans l'intestin ou s'absorbaient peut-être sur place, tandis que le lait et les œufs, astreints à un séjour plus long dans l'estomac, étaient encore en voie de transformation lorsqu'une nouvelle ondée de bile arrivait à l'estomac.

Ce régime, lavages suivis d'ingestion de peptones, fut maintenu pendant trois semaines avec quelques tentatives infructueuses pour ajouter d'autres aliments. Pendant ce temps la malade s'améliorait, elle gagnait trois livres, était plus forte, pouvait quitter son lit quelques instants. Au reste la bile reparaissait toujours dans le liquide des lavages : ce n'était là qu'un expédient thérapeutique destiné à gagner du temps.

Il était très difficile de comprendre la cause de ce singulier phénomène. En tenant compte de l'évolution de la maladie et de l'enchaînement des symptômes, en se rappelant la succession de ces deux périodes, l'une très longue avec conservation de la santé, marquée par des céphalées et des vomissements non bilieux, l'autre très courte avec régurgitations bilieuses et déchéance rapide de l'organisme, on avait comme l'impression d'une affection bénigne des voies digestives qui s'était soudain doublée d'une grave complication. Il ne pouvait être question ni d'iléus, ni d'obstruction intestinale, ni d'antipéristaltisme de nature hystérique. Rien dans l'état de la patiente ne légitimait pareil diagnostic. Plus conforme à la vraisemblance était l'hypothèse d'une communication anormale de l'estomac et des voies biliaires par le fait d'une lésion ulcérante.

Le processus ulcéreux peut avoir son point de départ dans une affection organique de l'estomac ou de l'appareil excréteur de la bile. S'agissait-il de lithiase biliaire avec migration insolite d'un calcul à travers l'estomac? La malade n'a jamais eu de colique hépatique, jamais d'obstruction biliaire, jamais d'ictère ; aucun phénomène antérieur ou actuel indiquant une souffrance de la région hépatique. Le cancer de la vésicule biliaire peut s'ulcérer et déterminer des communications avec les cavités voisines. J'ai vu récemment un cancer villeux de cet organe bourgeonnant à travers le côlon et établissant une fistule cysto-colique. Or, on ne sentait ni tumeur, ni empâtement, ni douleur, et d'autre part, une affection de ce genre n'était pas compatible avec l'aspect florissant que la malade avait présenté pendant quatre ans.

Les mêmes raisons militaient contre l'hypothèse d'un carcinome ulcéré de l'estomac. Restait donc la possibilité d'un ulcère gastrique, évoluant silencieusement et anormalement pendant quatre ans, sans douleur, sans hématémèse, dont la première manifestation un peu caractérisée aurait été la création d'une fistule gastro-cystique. Mais, en admettant qu'un ulcère puisse rester latent, la complication dont il est question impliquait des adhérences, un travail inflammatoire, une péritonite localisée, dont la malade ne s'était jamais ressentie, dont il ne restait aucune trace appréciable à l'exploration. Par exclusion, en tenant compte de l'amélioration présentée par Mme X... sous l'influence d'un simple traitement palliatif, et en l'absence de tout symptôme local, induration, empâtement, douleur, je me rattachai à l'idée d'un trouble mécanique, d'un changement de rapports entre l'estomac et le duodénum.

M. Glénard (1), dans son étude sur l'entéroptose, a eu le mérite d'attirer l'attention sur le rôle incontestable que jouent dans la pathologie digestive les modifications de la statique abdominale. Dans le cas présent rien ne rappelait le syndrome de Glénard. La malade ne présentait aucun des phénomènes décrits par cet auteur ; ceux qu'on constatait chez elle n'avaient aucun rapport avec l'entéroptose. Il s'agissait évidemment ici d'un désordre très particulier, très localisé, mais qui était peut-être justiciable d'un traitement analogue à celui qui donne de si réels succès dans l'entéroptose. J'appliquai donc une ceinture de Glénard très serrée, très épaisse à son bord supérieur, mince à son bord inférieur, de façon que la pression déterminât un relèvement marqué de l'abdomen, et je constatai non sans surprise que la bile reprit son cours normal. Le résultat fut immédiat et définitif. La malade ne présenta désormais ni régurgitation bilieuse, ni matière biliaire dans le liquide des lavages. Elle put revenir peu à peu à son alimentation ordinaire, se passer de la sonde. Retour rapide des forces et d'une bonne nutrition. Dès la sixième semaine, elle renonça au lit. Trois mois après l'application de la ceinture la malade avait gagné 12 kilog. La guérison ne s'est pas démentie depuis un an et demi. La digestion est restée excellente. La bile n'a plus reparu. Les maux de tête sont revenus moins fréquents et moins intenses qu'autrefois.

L'hypothèse d'un trouble mécanique au niveau du duodénum était amplement justifiée et par l'efficacité immédiate de la compression relevante de l'abdomen et par l'absence de récidive. La malade n'ayant jamais quitté depuis sa ceinture, il est impossible de parler d'une contre-épreuve qui aurait été encore plus significative. Toutefois, après ce contrôle thérapeutique positif, il est permis d'affirmer le diagnostic et de le préciser. L'existence d'une dilatation gastrique, démontrée par le clapotage sous-ombilical à jeun,

(1) De l'entéroptose. *Lyon Médical*, 1885.

après ingestion de liquide, par l'influence momentanément favorable de la diète sèche, s'accordait bien avec les phénomènes caractérisant la première période, très longue et bénigne de la maladie. L'estomac dilaté, modifiant sa direction, ou agissant par son poids, pouvait tirer sur la première portion du duodénum et l'entraîner.

« Cette portion, dit Sappey (1), est la plus mobile. Elle devient quelquefois le siège de déplacements peu étendus et consécutifs aux déplacements de l'estomac. Les deux autres portions sont d'une fixité presque complète. »

Dans ces conditions, l'ampoule de Vater se trouvant à un niveau plus élevé que l'orifice pylorique y conduisait naturellement les liquides qu'il déverse. A cette modification correspondent les régurgitations bilieuses et les phénomènes graves de la deuxième période. Ainsi, ectasie gastrique se traduisant par des alternatives de vomissements et de céphalées avec intégrité de la santé, puis déplacement de la première portion du duodénum, abaissement du pylore par rapport à la deuxième portion du duodénum, reflux biliaire dans l'estomac et phénomènes graves, tels paraissent avoir été l'évolution et les rapports de succession des différents symptômes présentés par Mme X...

Plusieurs points restent obscurs dans cette observation. En supposant que les choses fussent disposées comme nous venons de le dire, il reste à savoir comment la bile était soumise à une excrétion à peu près continue, comment le pylore se laissait constamment traverser, comment enfin la bile a pu exercer sur l'estomac et sur l'ensemble de l'économie une action si fâcheuse.

Avant d'en aborder la discussion, il convient de jeter un coup d'œil sur les rares observations analogues à la mienne qui ont été publiées et sur les faits expérimentaux qui ont paru à leur occasion. La comparaison des différents cas permettra de vérifier la valeur pathogène du reflux biliaire et de rechercher les conditions variables qui lui donnent naissance.

(1) *Traité d'anatomie*, t. IV, p. 202.

Obs. II. — Van der Velden, dans son étude sur la dyspepsie dans la fièvre typhoïde (1) signale accidentellement chez un de ses malades un reflux passager de bile et de suc pancréatique dans l'estomac. Le liquide gastrique était vert, légèrement alcalin, contenait peu de résidus alimentaires, beaucoup de mucus et donnait une énergique réaction de peptone. Si on ajoutait à une petite quantité de ce liquide de la fibrine fraîche, celle-ci était digérée lentement. L'addition d'eau distillée amenait un précipité trouble qui disparaissait par l'addition de chlorure de sodium.

Si on ajoutait à une autre portion du liquide quelques gouttes d'une solution chlorhydrique à 8 pour 1000, la digestion de la fibrine se faisait rapidement, l'eau n'en déterminait plus de précipité.

Dans la première expérience il s'agissait donc d'une digestion trypsique; dans la seconde d'une digestion pepsique. Le liquide gastrique renfermait la trypsine et la pepsine. La première seule agissait dans ce milieu alcalin. D'ailleurs, il renfermait également de la bile.

Le fait cité par Van der Velden n'a aucune analogie avec notre observation, car le liquide examiné a été rejeté par le vomissement. Or, celui-ci s'accompagne de mouvements antipéristaltiques qui expliquent suffisamment la migration anormale des liquides du duodénum. Au reste, ce ne fut là qu'un épisode, les vomissements ultérieurs ne renfermaient plus ni bile, ni suc pancréatique.

Un fait plus comparable à notre observation a été relaté par Malbranc (2) sous le titre : *Un cas de gastrectasie compliquée.*

Observation III. — R. A..., Californien, 47 ans, entré à l'hôpital international de Naples le 7 avril 1878. Sorti le 29 juin 1878.

Il y a neuf ans, à la suite d'une hématémèse subite, il eut de la dyspepsie qui se calma alors que travaillant dans les mines d'argent de Ravadas, il fut forcé de suivre une diète sévère (lait, gibier, biscuits, rarement du whisky). Quelques années après, devenu riche, il retomba dans des écarts de régime. La dyspepsie reparut et s'accompagna de vomissements habituels de grandes quantités de chyme très acide.

Il y eut quelques améliorations à la suite de l'emploi d'un régime populaire en Amérique (régime carné et vin rouge), puis de cures à Carlsbad et Wildbad.

En 1877, une observation de ce malade prise à Vienne relate les faits suivants :

(1) *Berl. Klin. Wochs.*, 1877, n° 42.

(2) *Berliner klin. Wochens.*, 1880, n° 28.

« R. A... souffre depuis trois ans de vomissements, plusieurs fois par jour, surtout le soir. En juillet 1876, il a subi, sans résultat, 75 fois le pompage de l'estomac à Heidelberg. De là il fait une nouvelle cure de six semaines à Carlsbad. Les vomissements se sont arrêtés; mais depuis septembre le ventre augmente de volume. Actuellement le ventre est saillant : son vide dans les deux flancs et de la symphyse pubienne à l'ombilic. Circonférence à l'ombilic, 112 centimètres. Hypertrophie du foie, surtout du lobe gauche et de la rate. Le patient est bien bâti, se nourrit bien. Rien aux poumons. Pas d'albuminurie. Diagnostic : cirrhose hépatique. Traitement : 5 grammes de liqueur d'acétate de chaux, pro die. Après seize jours, le malade part amélioré. »

L'hiver dernier, le malade voyage en Égypte et en Palestine, contracte une fièvre du pays, se remet à manger irrégulièrement et reprend ses vomissements habituels, surtout le soir.

Un changement de climat et une diète rigoureuse à Palerme l'améliorent à peine. Enfin le malade suit à Naples une cure de Carlsbad et la diète lactée; toutefois, il continue à rejeter le soir *des litres de masses vertes et acides*. Selles difficiles, claires. Le nutrition souffre de plus en plus. Impuissance. Diminution de la sécrétion sudorale et urinaire, comme dans les phases d'aggravation antérieure.

A l'examen de Malbranc, il fut constaté une dilatation de l'estomac : en introduisant la sonde, on en perçoit l'extrémité à un travers de main au-dessus du pubis. Le rein droit est déplacé et se sent en dedans de l'extrémité antérieure des 9e et 10e côtes droites.

A jeun, la pompe stomacale retire du ventricule deux à trois litres d'un liquide vert brun, fermenté, fétide ou aigre, à réaction alcaline, neutre, parfois acide. On y trouve des masses muqueuses et des débris alimentaires. Le filtrat, à peine vert, verdit à l'air et donne la réaction de la bile et des acides biliaires. Il est riche en peptones, renferme en petite quantité des albumines non peptonisées et du mucus, pas de sucre. Le liquide du contenu stomacal, additionné d'acide chlorhydrique, digère presque toujours de la fibrine. Lorsqu'on le neutralise ou qu'on l'alcalinise, la digestion de la fibrine est encore plus rapide. Le même liquide transforme facilement l'amidon en sucre. Deux fois il put émulsionner, après plusieurs heures, de l'huile d'olive.

Au microscope, on trouvait, à côté de petits coagula fins, brun jaunâtres, des faisceaux musculaires petits, isolés, entamés, des grains d'amidon gonflés, des graisses et des cristaux gras; des sarcines de deux formes, des cellules de levûre, du mycélium et des spores d'oïdium. La leucine et la tyrosine manquaient dans les masses fraîches.

Il ne pouvait y avoir de doute sur la présence dans l'estomac de bile et de suc pancréatique. L'apparence des selles sales, putrides, gris claires, à peine teintées de jaune, indiquait que la plus grande partie du contenu duodénal refluait dans l'estomac. Les ingesta étaient à peine utilisés, comme le démontraient l'amaigrissement, la sécheresse de la peau, l'oligurie.

Je ne rapporte pas toutes les réflexions dont l'auteur accompagne son observation.

Malbranc admet que la cause de la dilatation fut un ulcère de l'estomac. L'ectasie a dû rester longtemps simple, les complications actuelles ayant échappé à tous les médecins qui avaient vu le malade et n'étant pas compatibles avec une survie de quelque durée. Ce n'est qu'à la longue que la charge excessive et constante de l'estomac aurait, comme cela a été signalé par Leube et Penzoldt, allongé le segment supérieur du duodénum et relâché ses moyens de fixation. De même, la mobilité du rein serait survenue sous l'influence des oscillations de la nutrition, de l'embonpoint, des congestions hépatiques, de l'ascite. Le rein, dévié en dedans, appuyait, comprimait et mobilisait la partie du duodénum qui lui est adjacente.

De là une véritable dislocation du duodénum, aggravée l'hiver dernier, par une augmentation de l'ectasie gastrique sous l'influence d'un climat affaiblissant, d'un régime irrégulier et d'une nouvelle crise de dyspepsie. Le déplacement est devenu tel que les conditions mécaniques de la circulation alimentaires ont été renversées. Enfin, il semble que la courbure duodénale ait déterminé une véritable imperméabilité de ce conduit.

L'auteur repousse toute idée de fistule gastro-duodénale, produite par un processus destructif, car le traitement permit à l'estomac de revenir sur lui-même et aux sécrétions duodénales de reprendre leur voie normale.

Malbranc ne croit pas que dans son cas l'ectasie gastrique ait été consécutive au déplacement du rein, suivant l'opinion de Bartels. L'ectopie rénale aurait agi seulement pour déterminer la complication du reflux de la bile et du suc pancréatique.

Cette complication parut enrayée au bout de six semaines de traitement. Le contenu stomacal était devenu acide, aqueux, rarement bilieux, avait perdu l'aspect de chyme, les selles étaient abondantes et jaunes.

Le traitement consistait : 1° en application de la douche stomacale d'après les principes de Küssmaul ; 2° décubitus sur le côté droit ; 3° nourriture réduite, soluble dans le suc gastrique, prise en trois repas ; 4° frictions et massages de l'épigastre cinq à six heures après les repas ; 5° faradisation de l'estomac ; 6° compresse abdominale de Priessnitz pendant la nuit ; 7° emploi de médicaments suivant les besoins ; 8° lavements nutritifs de bouillon, de vin, lait, extrait de malt et peptones.

Après le délai indiqué, les sucs intestinaux disparurent de l'estomac, la dilatation diminua, l'appétit revint, la sécrétion de la bile se fit mieux, mais les fermentations ne firent que croître et le malade perdit encore de son poids. Le patient, peu raisonnable, fit des écarts de régime. A la suite de l'ingestion de tomates crues, il eut comme un syndrome cholérique avec vomissements abondants. Remis de cet assaut, il recouvra un état de santé assez convenable. La sonde ne retirait plus à jeun que de petites quantités de liquide stomacal, et cela tous les deux ou trois jours.

Après de nombreuses semaines de rétablissement complet, il mourut d'une attaque « de secrétion paralytique profuse de l'intestin et de l'estomac » à la suite de l'ingestion de melon.

Un troisième cas de reflux biliaire dans l'estomac a été décrit par Riegel dans son mémoire : *Beitræge zur Diagnostic und Therapie der Magenkrankheiten* (1).

Observation IV. — Une jeune dame de 21 ans est prise en 1881 d'une douleur subite dans l'hypochondre droit, douleur qui n'a plus reparu. A partir de ce moment, elle digère mal, a de l'inappétence, de la constipation, maigrit et se plaint d'un poids à l'épigastre.

En 1882, elle fait une cure de lait, augmente de 10 kilog., mais retombe dans son état antérieur. La faiblesse et l'amaigrissement ne font que progresser. Riegel voit cettte malade pour la première fois en juin 1885.

---

(1) *Zeits. zür klin. Med.*, Bd XI, 1886, p. 187.

Elle est très maigre, sans teinte cachectique, ne vomit pas, se plaint d'une pesanteur à l'estomac. Elle a de l'inappétence, du dégoût pour la viande. Le bas-ventre est enfoncé, l'épigastre très développé. Le foie déborde le rebord des fausses côtes. La vésicule biliaire est en saillie sur le reste du foie et forme une tumeur volumineuse facilement appréciable. La rate est normale; pas d'ictère. La sonde gastrique introduite à sept reprises retire toujours une grande quantité de bile presque pure, mélangée à des aliments. Le filtrat ne donne pas la réaction de l'acide chlorhydrique et ne digère pas l'albumine. Le réactif (perchlorure de fer et phénol) donne une coloration jaune, indiquant de l'acide lactique en forte proportion. La malade mourut le 27 octobre 1885.

A l'autopsie, l'estomac est très petit; la plus grande largeur est de 5 centimètres, la plus grande longueur de 9 cent. Ses parois sont minces, lisses. Des membranes très vasculaires couvrent la région pylorique, s'étendent au duodénum, au côlon et au foie. Le lobe gauche du foie est élevé. La vésicule biliaire agrandie, saillante, mesure 12 cent. de long, 6 de large, est tendue par la bile. A l'embouchure du canal cholédoque, dans l'intestin, se trouve enclavé un gros calcul. La muqueuse du cholédoque et du duodénum est congestionnée, épaissie, les voies biliaires sont élargies. Après l'ablation du calcul, il s'écoule brusquement une épaisse bile jaune. La muqueuse de l'estomac est rouge brun, veloutée et renferme de la bile dans sa cavité. Manifestement le calcul repoussait une des parois du duodénum par en haut et rétrécissait le calibre duodénal. Pendant qu'au niveau de l'ampoule de Vater l'intestin était refoulé en haut, l'estomac, particulièrement la région pylorique, étaient entraînés en bas par les pseudo-membranes, et ainsi une partie de la bile, autant qu'il pouvait s'en écouler entre le calcul et la paroi, s'écoulait dans l'estomac. Il s'agit donc de reflux biliaire dans l'estomac, produit par l'action combinée d'adhérences anormales et d'un calcul biliaire.

Je ne citerai que pour mémoire deux autres cas de Riegel où la présence de la bile dans l'estomac n'est qu'un phénomène de minime importance.

Obs. V. — Dans une de ces observations (1), il s'agit d'un iléus guéri rapidement par le lavage de l'estomac. La sonde retirait chaque fois un liquide riche en bile et qui se reproduisait rapidement. Ce liquide n'avait aucune propriété digestive.

Obs. VI. — Dans la seconde observation (2), il s'agit d'un malade qui tantôt présentait l'association symptomatique suivante : dilatation de

(1) *Zeitsch f. klinische Med.*, 1886, p. 191.

(2) Un signe nouveau du cancer de l'intestin grêle, *Bulletin med.*, 1890, p. 925.

l'estomac, suc gastrique sans acide chlorhydrique libre et mélangé de bile, tantôt un estomac à dimensions normales, avec acide chlorhydrique libre et absence de bile. Il s'agissait d'une obstruction intermittente par un épithélioma de la première portion du jéjunum.

II

Si nous nous attachons aux observations dans lesquelles le symptôme, reflux de la bile dans l'estomac, se soit montré comme phénomène saillant, durable, donnant un caractère spécial à la maladie, nous ne pouvons guère tenir compte que de celle de Malbranc, de Riegel et la nôtre. Dans les trois autres, le symptôme a joué un rôle accessoire, bien qu'intéressant par certains côtés.

Il est remarquable que dans les trois faits de reflux permanent de la bile dans l'estomac, les conditions pathogènes aient été sinon identiques, au moins analogues.

Dans l'observation de Malbranc et dans la mienne c'est un simple déplacement de la première portion du duodénum sans inflammation ni lésion organique, déplacement très facile à corriger, qui produit de si graves complications. Dans les deux cas c'est une ectasie gastrique, très marquée chez la malade de Malbranc qui abaisse le pylore et le segment initial du duodénum.

Dans l'observation de Riegel, c'est un calcul enchatonné dans l'ampoule de Vater, qui refoule par en haut le duodénum, pendant que le pylore est abaissé par des adhérences qui relient l'estomac aux organes voisins. Il ne peut s'agir ici d'obstruction intestinale, la malade ne vomissant jamais et présentant à l'autopsie un estomac rétréci.

Cette influence de la direction du duodénum sur les symptômes que nous étudions est d'autant plus remarquable que dans les cas d'insuffisance pylorique vraie par affection organique ulcérante du pylore, mais conservation de ses rapports normaux, le phénomène ne se produit jamais.

Ebstein (1) relate cinq cas d'insuffisance pylorique vraie. L'un de ces cas se rapporte à un mal de Pott cervico-dorsal

(1) *Deutsche Arch. f. klin. Med.*, t. XXVI, p. 295.

sans lésion du pylore, et où il suppose que l'insuffisance était due à une paralysie musculaire. Dans les quatre cas restants, il s'agissait trois fois de cancer ulcéré, une fois d'un ulcère rond. Pendant la vie un mélange défervescent introduit dans l'estomac déterminait une tympanite générale, intestinale et stomacale. A l'autopsie, le pylore était béant, induré, rigide et une partie du duodénum englobée dans du tissu ferme qui maintenait sa situation normale. Or, dans aucun de ces cas, malgré le libre passage assuré, Ebstein n'avait constaté de bile dans l'estomac. Il ressort de là que les rapports de direction du duodénum et de l'estomac exercent sur la production du phénomène une influence absolue, et que les autres conditions, telles que la béance de l'orifice pylorique sont tout à fait accessoires.

A l'état physiologique, en se plaçant dans certaines conditions, il serait facile, d'après Boas (I) de recueillir de la bile et du suc intestinal dans l'estomac. Cet auteur combine l'aspiration dans l'estomac et le massage de la vésicule biliaire et des régions voisines. Quand ce procédé échoue, il sonde le malade dans la position horizontale qui, dit-il, semble élever le duodénum par rapport au pylore, et il obtient parfois de grandes quantités de suc intestinal.

Il est à remarquer aussi que, dans les différentes observations publiées, il n'existe pas de lésion organique grave, pouvant par elle-même retentir sur la nutrition générale. Dans le cas de Riegel, le calcul enchatonné n'arrivait pas à arrêter le cours de la bile; celle-ci était retenue dans la vésicule seule ; le foie ne présentait aucune lésion ; la malade n'avait jamais eu d'ictère. Lorsque la tension de la bile devenait assez grande, elle franchissait le détroit du cholédoque. Les adhérences périgastriques n'avaient pas produit de lésion de la muqueuse de l'estomac. Cet organe était simplement rétréci dans ses dimensions, et l'autopsie ne rendait pas compte, de par les lésions elles-mêmes, de la terminaison funeste. Le caractère bénin des modifications

(1) *Cbl. für klin. Medicin.*, 1889, n° 6, et *Zeitchr. f. klin. Med.*, 1890.

anatomiques, dans tous les cas, fait ressortir d'une façon très nette la valeur pathogène du facteur, écoulement de la bile dans l'estomac.

C'est, en effet, ce phénomène qui paraît avoir présidé à l'aggravation des troubles digestifs et de l'état général chez tous les sujets qui l'ont présenté. Chez notre malade en particulier le contraste est frappant entre la conservation parfaite de la santé et de l'embonpoint pendant quatre ans de troubles digestifs, et la cachexie rapide qui se produisit quelques semaines, quelques mois au plus, après l'apparition des régurgitations bilieuses.

Bien plus saisissante encore est la disparition des phénomènes dyspeptiques graves et le retour rapide à la santé dès que l'estomac fut préservé du contact de la bile. Il y a là une véritable démonstration expérimentale de l'action nocive exercée par la bile sur la muqueuse gastrique.

Dans l'observation de Riegel, le début du reflux de la bile dans l'estomac est difficile à déterminer. Les troubles digestifs dataient de quatre ans, et à part une amélioration passagère, ont persisté en s'accentuant, mais en conservant jusqu'à la fin les mêmes traits. Il est très vraisemblable que l'accident initial, la colique hépatique avec enchatonnement du calcul dans l'ampoule de Vater, a dû d'emblée produire le changement de courbure du duodénum. Admettant que la péritonite localisée et les adhérences qui ont suivi cet épisode et déterminé l'abaissement du pylore fussent indispensables pour concourir à la déviation du cours de la bile, c'est à quelques mois à peine après les premiers phénomènes morbides qu'il convient de placer l'entrée en scène de la complication dont il est question. La patiente a donc pendant trois ans au minimum subi les effets exercés par le contact anormal de la bile sur l'estomac. Ces effets, pour être moins foudroyants que dans notre cas, n'en furent pas moins très graves et aboutirent à la mort.

Dans l'observation de Malbranc les phénomènes sont complexes : il s'agit d'une dilatation énorme de l'estomac avec congestion hépatique intercurrente, de temps à autre des

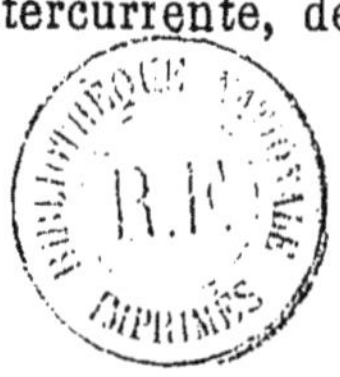

écarts de régime, des excès, des voyages fatigants, des fièvres. Les premiers troubles digestifs se montrent en 1869. Les premiers vomissements verts paraissent en 1878. C'est donc huit ans après l'installation de l'affection digestive que la bile manifeste sa présence dans l'estomac. C'est aussi à cette date que l'état du patient fut notablement aggravé. La complication disparut au bout de six semaines de traitement et il y eut amélioration évidente. Toutefois les symptômes liés à l'ectasie, putridité du contenu stomacal, etc., persistèrent. Le patient succomba dans un état de santé satisfaisante à une sorte d'attaque cholériforme. Cette observation, très valable au point de vue de l'existence du reflux biliaire dans l'estomac et de son mécanisme, est moins décisive pour juger son influence pathogène.

Il est digne de remarque que l'action nocive de la bile sur l'estomac, quelle que soit la façon dont on l'interprète, se montre dans les deux cas où elle s'est clairement manifestée, inégalement rapide dans ses effets : deux ou trois mois dans notre observation, deux à trois ans dans celle de Riegel. Pour expliquer ce paradoxe on peut invoquer dans le premier cas la présence de vomissements qui manquaient dans le second. Le rejet, fréquemment répété, de grandes quantités de bile, mettait la patiente dans la situation des animaux à fistule biliaire qui maigrissent rapidement si on ne les alimente très copieusement. Or, dans l'espèce, aucune nourriture n'était supportée. La malade de Riegel, au contraire, gardait et résorbait sa bile, tout en subissant le contre-coup de son écoulement dans l'estomac.

L'influence nocive de la bile sur la muqueuse gastrique, considérée au seul point de vue clinique, se traduit par une altération assez constante de la santé générale, mais par des phénomènes locaux variables.

Les observations que nous avons rapportées nous montrent les sécrétions gastriques, tantôt supprimées, tantôt conservées. Dans deux cas seulement, I et IV, le liquide retiré de l'estomac et filtré ne digérait pas l'albumine, même en y ajoutant de l'acide chlorhydrique. Dans les cas II et III le liquide gastrique renfermait de la bile et du suc pancréatique. Les albumines se peptonisaient dans l'estomac, et le chyme filtré digérait l'albumine à l'étuve, soit en milieu acide, soit en milieu alcalin ; en d'autres termes, la pepsine et la trypsine étaient secrétées et gardaient leurs propriétés physiologiques. J'ai déjà fait des réserves pour l'observation I, dans laquelle les résultats négatifs des digestions artificielles peuvent être attribuées au défaut d'alimentation. La sécrétion gastrique, de même que la sécrétion pancréatique, privées de leur excitant normal, étaient en droit de faire défaut.

Reste donc une seule observation, IV, où la pepsine s'est montrée absente dans le contenu de l'estomac, c'est aussi le seul cas où l'écoulement anormal de la bile ait duré plusieurs années, et c'est peut-être à l'action très prolongée de la bile sur la muqueuse gastrique que la sécrétion pepsique devait d'être arrêtée.

III

Dans la majorité des faits elle continue à se produire. La digestion en est-elle mieux assurée pour cela ? En d'autres termes, étant donné un suc gastrique normal, en quantité suffisante, peut-il remplir ses fonctions, lorsqu'il se trouve mélangé de bile. Cl. Bernard avait déjà vu que le suc gastrique ne digère plus la fibrine lorsqu'il est en présence d'une certaine quantité de bile. Toutes les digestions artificielles, répétées dans les mêmes conditions par différents auteurs, ont donné les mêmes résultats.

Riegel (*loc. cit.*) a vu la digestion artificielle pepsique arrêtée par de la bile en petite quantité, même si le milieu reste acide. Il se forme un précipité jaune, floconneux qui, d'après Burkart et Hammarsten, entraîne mécaniquement les molécules pepsiques, comme ferait la poudre de charbon. Le gonflement des substances albuminoïdes, leur hydratation ne se fait plus. Les substances déjà gonflées se ratatinent. Maly ne croit pas à un phénomène mécanique, mais à une combinaison des albumines avec les acides biliaires, combinaison réfractaire à l'action du suc gastrique.

Lüber (1) a vu qu'en ajoutant à 10 c. c. d'une infusion d'estomac de chien active 1/2 c. c. à 1 c. c. 1/2 de bile, l'albumine s'hydrate, devient hyaline, se crevasse, prend les apparences que lui donne la digestion trypsique ; puis elle brunit et reste dans cet état sans se dissoudre. Il n'y a pas de peptones formées. Les substances albuminoïdes semblent s'imprégner de bile et surtout de matière colorante biliaire. Le liquide de l'infusion se décolore en effet et redevient capable de digérer la fibrine, mais non l'albumine qui devient simplement hyaline. Au contraire, la fibrine et l'albumine, qui ont subi le contact de la bile, deviennent incapables de se dissoudre dans un liquide actif. La bile a donc la propriété non seulement de modifier la pepsine, mais la fibrine et l'albumine qui deviennent réfractaires à une digestion pepsique pure de tout mélange.

Si les digestions artificielles semblent démontrer une action d'arrêt de la bile sur les propriétés de la pepsine, il en est tout autrement des digestions naturelles.

M. Dastre (2) fait ingérer à des chiens, soit avant le repas, soit aux différentes heures de la digestion gastrique, tantôt 100 gr. de bile de bœuf, tantôt 250 gr. de cette bile. Or, ni la digestion, ni la santé générale de l'animal ne sont troublées. Les fortes doses de bile produisent simplement des effets purgatifs.

Chez un chien à fistule gastrique, qui a ingéré 500 gr. de viande bouillie et à qui on a introduit une heure après 100 gr. de bile de bœuf dans l'estomac, le contenu stomacal examiné un quart d'heure après est acide, contient des peptones, de la pepsine, digère de la fibrine à l'étuve : il est coloré en brun, mais s'éclaircit au bout d'une heure. Donc l'effet alcalisant de la bile a été rapidement compensé par une sécrétion gastrique augmentée.

(1) *Revue médicale de la Suisse romande*, 1890, nº 10.

(2) *Arch. de phys.*, avril 1890, p. 315. Recherches sur la bile.

Ruggero Oddi (de Pérouse) (1) a confirmé les résultats de Dastre. Une chienne qui a reçu tous les jours, à différents moments de la digestion, 68 gr. de bile pendant 15 jours, 100 gr. pendant 25 jours, a présenté une augmentation de pouls et de l'appétit. Avec de fortes doses (272 gr.) il a constaté l'accroissement de pouls et un effet purgatif.

Oddi a établi trois fois une fistule cholecysto-stomacale, en même temps qu'une oblitération plus ou moins complète du cholédoque qui empêchait l'écoulement de la bile dans l'intestin. Or, la digestion gastrique n'a pas été troublée, l'animal a manifesté une extrême voracité, il a augmenté de poids. Le contenu de l'estomac était riche en peptones.

Les conclusions de Dastre sont les suivantes :

L'introduction de la bile dans l'estomac ne produit ni vomissements, ni troubles gastriques. Elle n'amène pas la précipitation des peptones et n'entrave point la fonction digestive de l'organe.

Herzen (2) a constaté chez un homme atteint de fistule gastrique une coloration jaune et verte du contenu stomacal, et malgré cela de bonnes digestions. Cet auteur admet que la bile remonte normalement dans l'estomac et ne trouble pas la digestion. Il constate qu'en retirant par la sonde le contenu de l'estomac, soit à jeun, soit à différentes phases de la digestion, on y trouve une certaine quantité de bile (107 fois sur 142 examens) et que malgré cela la digestion a lieu. Les faits avancés par Herzen, au moins en ce qui concerne la fréquence du passage de la bile dans l'estomac, sont exagérés. La plupart des dyspeptiques dont on veut analyser le suc gastrique ne présentent pas de bile dans leur ventricule. Au reste, son rôle inoffensif dans les cas où Herzen l'a constatée, est bien conforme aux expériences de Dastre et d'Oddi.

En fait, la digestion naturelle dans l'estomac de l'homme bien portant ou de l'animal n'est pas troublée par la pré-

(1) Cité par Dastre.

(2) *Digestion stomacale.* Lausanne, 1866.

sence d'une certaine quantité de bile. Comment concilier ces faits avec les observations que nous avons rapportées. Il y a certainement là une question de dose et de durée. Dans les cas observés par Herzen, il s'agissait de petites quantités de bile qui se montraient d'une façon variable et inconstante. Dans les faits expérimentaux de Dastre et d'Oddi, les recherches n'ont duré que peu de temps (40 à 50 jours). Il serait intéressant de suivre pendant des mois et même pendant des années un animal atteint de fistule cholecysto-gastrique ; peut-être se produirait-il à la longue des effets fâcheux.

Dans les observations cliniques il s'agit deux fois d'estomac dilaté, c'est-à-dire peu apte à réagir contre l'effet alcalisant de la bile, par un redoublement de sécrétion gastrique.

Dans l'observation I, des quantités considérables de bile s'écoulent constamment dans l'estomac, la malade n'arrive pas à acidifier son contenu gastrique. De plus, elle vomit toute nourriture depuis que les régurgitations bilieuses ont acquis une certaine importance. Il y a là une question de réaction due à l'espèce ou à l'individu, mais aussi de durée et d'intensité d'action du liquide biliaire dont il doit être tenu compte. Dans l'observation IV, l'influence de la durée se dégage encore plus nettement. La bile s'écoule dans l'estomac depuis plus de trois ans. Cette circonstance n'a pas été réalisée par l'expérimentation.

Les très intéressantes recherches de Dastre et d'Oddi ne nous paraissent pas être en opposition formelle avec les résultats de l'observation clinique. S'il est vrai que la bile, dans un estomac sain, n'arrête pas, et cela pendant plusieurs semaines, la digestion gastrique et ne produit aucun désordre de la nutrition, il est non moins vrai que l'écoulement de quantités notables de bile dans des estomacs déjà affaiblis antérieurement, et surtout la répétition de ce phénomène pendant des années, peut entraîner, soit dans le ventricule, soit dans l'état général du sujet, une perturbation profonde qui peut aboutir à la mort. Au surplus les causes des contradictions qui existent entre des faits également établis peuvent nous échapper, les faits n'en gardent pas moins toute leur valeur. Malgré l'importance incontestable des résultats négatifs obtenus par Dastre et Oddi, je rappelle encore une fois l'action pernicieuse exercée par la bile chez la malade de l'observation I, qui, à partir de l'apparition des régurgitations biliaires, devint rapidement cachectique, mais très rapidement se rétablit aussi dès que la bile reprit son cours normal.

IV

Les observations que nous présentons soulèvent encore une autre question, à savoir comment se comporte l'orifice pylorique vis à vis de la circulation des matériaux digestifs. Il semble que le sphincter pylorique soit normalement relâché lorsque l'estomac ne contient pas d'aliments. Dans l'observation I, la bile passe dans l'estomac à toute heure de la journée.

Boas arrive toujours à retirer des sucs intestinaux à jeun de l'estomac. Riegel admet également que le pylore n'est pas contracté lorsque l'estomac est vide. Herzen a constaté de la bile dans l'estomac, même pendant la période digestive. Il est de notion courante que le pylore est fermé pendant les premiers temps de la digestion gastrique et qu'il ne livre passage au chyme qu'au bout de trois ou quatre heures.

C'est donc le contact de l'aliment qui détermine le spasme réflexe du muscle pylorique. En l'absence de cette excitation, le pylore ne supprime plus la communication entre l'estomac et l'intestin, et on comprend ainsi que le contenu duodénal, lorsque les conditions mécaniques s'y prêtent, puisse rétrograder sans peine dans le ventricule.

Le reflux permanent de la bile dans l'estomac est lié, d'après les quelques faits connus, à de simples changements de courbure du segment pylorico-duodénal. Aucune lésion organique grave n'a paru jusqu'ici déterminer ce symptôme. Aussi est-on fondé à espérer que l'intervention thérapeutique pourra être tentée fructueusement dans les faits de ce genre qui se présenteront. Dans deux cas sur trois le phénomène a disparu rapidement (obs. I et III) par un traitement purement médical. Dans l'observ. III c'est l'amélioration de l'ectasie gastrique qui a diminué ou supprimé le tiraillement du duodénum et lui a permis de reprendre sa situation normale. Dans l'observation I, c'est le relèvement du ventre qui a produit un résultat semblable, mais bien plus rapide et plus net.

Dans l'observation IV, il est regrettable qu'aucune tentative chirurgicale n'ait été faite. La laparotomie exploratrice, qui tend à devenir une opération courante, aurait établi le diagnostic et il eût été très simple d'extraire le calcul qui soulevait le duodénum et d'abaisser ce dernier.

Il est hors de doute que lorsque les moyens mécaniques et médicaux auront échoué vis-à-vis du syndrome que nous venons d'étudier, on ne devra pas hésiter à ouvrir l'abdomen et à rétablir le duodénum dans ses rapports physiologiques.

Le petit nombre d'observations que nous possédons sur la question nous impose naturellement des réserves dans les conclusions qui s'en déduisent; ces conclusions peuvent être formulées ainsi :

1° Il existe un trouble digestif grave associé à un écoulement *abondant* et *permanent* de la bile dans l'estomac.

2° Cette déviation du cours de la bile est due essentiellement à un changement dans la direction du duodénum, changement qui, jusqu'ici, s'est montré indépendant d'une lésion organique proprement dite.

3° Le rétablissement des rapports normaux du duodénum supprime le reflux biliaire et les phénomènes qui l'accompagnent. Il peut être obtenu par des moyens purement mécaniques. En cas d'échec une intervention chirurgicale s'impose.

Lyon, Assoc. typ. — F. PLAN.

www.ingramcontent.com/pod-product-compliance
Ingram Content Group UK Ltd.
Pitfield, Milton Keynes, MK11 3LW, UK
UKHW020407250726
13967UKWH00006B/2515